Ricettario Colazione con la Friggitrice ad Aria 2021

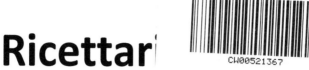

CW00521367

50 Incredibili Idee Per La Colazione Per La Tua
Cucina Con La Friggitrice Ad Aria

Karen Russel

Barbara Marini

© Copyright 2021 - Karen Russel - Tutti i diritti riservati.

Il contenuto di in questo libro non può essere riprodotto, duplicato o trasmesso senza il permesso scritto diretto dell'autore o dell'editore.

In nessun caso alcuna colpa o responsabilità legale sarà detenuta nei confronti dell'editore, o dell'autore, per eventuali danni, risarcimenti o perdite monetarie a causa delle informazioni contenute in questo libro. Direttamente o indirettamente.

Note legali:

Questo libro è protetto da copyright. Questo libro è solo per uso personale. L'utente non può modificare, distribuire, vendere, utilizzare, citare o parafrasare alcuna parte o il contenuto all'interno di questo libro, senza il consenso dell'autore o dell'editore.

Avviso di dichiarazione di non responsabilità:

Si prega di notare che le informazioni contenute in questo documento sono solo a scopo educativo e di intrattenimento. Tutto lo sforzo è stato eseguito per presentare informazioni accurate, aggiornate e affidabili e complete. Nessuna garanzia di alcun tipo è dichiarata o implicita. I lettori riconoscono che l'autore non si sta impegnando nella fornitura di consulenza legale, finanziaria, medica o professionale. Il contenuto all'interno di questo libro è stato derivato da varie fonti. Si prega di consultare un professionista autorizzato prima di tentare qualsiasi tecniche delineata in questo libro.

Leggendo questo documento, il lettore concorda sul fatto che in nessun caso l'autore è responsabile di eventuali perdite, dirette o indirette, subite a seguito dell'uso delle informazioni contenute nel presente documento, inclusi, a titolo pertanto non limitato a, errori, omissioni o imprecisioni.

INDICE ANALITICO

Introduzione

Le friggitrici ad aria funzionano cucinando il cibo con la circolazione di aria calda. Questo è ciò che rende i cibi che ci metti così croccanti quando escono! Qualcosa chiamato "Effetto Maillard" accade, che è una reazione indotta chimicamente che si verifica al calore che lo rende capace per questa friggitrice di brunire gli alimenti in così poco tempo, mantenendo intatti nutrienti e sapore.

I vantaggi dell'uso di una friggitrice d'aria

Una massiccia riduzione dell'olio : non è necessario più di un cucchiaino o due di foglio per cucinare il cibo in una friggitrice ad aria e tuttavia raggiunge ancora la stessa consistenza. Molto lontano dalle molte tazze di olio che dovresti usare per cucinare il cibo in una friggitrice. Il risultato è cibo che non è imbevuto di grasso malsano che ostruirà le arterie.

Pieno di sapore - il sapore del cibo esce davvero in una friggitrice d'aria. Nonostante la piccola quantità di olio utilizzata nella "frittura" del cibo, si ottiene il gusto e la consistenza "fritti".

Facile operazione di pressione e movimento - Non è più necessario guardare la padella sul fornello mentre friggere il cibo. Ciò significa anche che non si spruzzano olio e ustioni accidentali. Tutta la magia accade nella camera di cottura, basta impostare le preferenze di cottura, premere il pulsante destro e lasciare che la friggitrice d'aria faccia tutto il lavoro.

Tempi di cottura rapidi - Le alte temperature che circolano nella camera di cottura dimevano i tempi di cottura comuni. Questo perché il calore viene mantenuto per tutto il tempo cucinato, il che significa che non devi preoccuparti della perdita di calore che rallenta la tua cottura.

Pulizia resa facile - Con cestini per alimenti che sono lavabili in lavastoviglie, è semplice come rimuoverlo e metterlo in La camera di cottura può essere facilmente pulita con un panno e un sapone delicato per lavare i piatti.

Versatile senza pari: questo elettrodomestico moderno è più di una semplice friggitrice. Puoi cuocere, grigliare e cuocere anche in esso. Più un mini forno a convezione altamente versatile che una friggitrice.

Sicuro - I suoi componenti sono sicuri per il cibo e il processo di cottura stesso ti aiuta a evitare incidenti in cucina che possono causare ustioni da olio. Il corpo della friggitrice ad aria difficilmente si fa caldo anche se la temperatura all'interno è al massimo. L'uso dei guanti da cucina standard ti darà una protezione più che sufficiente quando man manti questo elettrodomestico da cucina.

Questi benefici rendono le friggitrici ad aria la scelta ovvia quando si tratta di cucina sana Nessun compromesso sul sapore o sulla convenienza!

Per scemorlo, le friggitrici ad aria possono fare quello che fanno quelle friggitrici, ma in un modo molto più sano che immergere il cibo in olio unto e da ingrasso.

Ottenere il massimo dalla friggitrice d'aria

Per massimizzare i vantaggi dell'uso di una friggitrice ad aria, ecco alcuni suggerimenti che non dovresti trascurare:

Introduttiva

•Posiziona la friggitrice ad aria su un piano cucina livellato e resistente al calore, se hai superfici di granito questo è perfetto.

•Evitare di metterlo vicino al muro in quanto ciò dissipa il calore causando tempi di cottura più lenti. Lasciare uno spazio di almeno cinque pollici tra il muro e la friggitrice ad aria.

•Le teglia e le padelle sicure per il forno possono essere utilizzate nella friggitrice ad aria a condizione che possano adattarsi facilmente all'interno e che la porta possa chiudersi.

Prima di cucinare

•Se può, preriscaldare sempre la friggitrice d'aria per 3 minuti prima della cottura. Una volta spento il timer, sarà pronto per il rock and roll.

•Utilizzare un flacone spray pompato a mano per l'applicazione dell'olio. L'adozione di questo metodo ti farà usare meno olio ed è un'opzione più semplice rispetto alla spazzolatura o alla pioviggine. Evita i marchi di aerosol in scatola in quanto tendono ad avere molte sostanze chimiche cattive

•Sempre Pane se necessario. Questo passo impanato non dovrebbe essere perso. Assicurati di premere saldamente la impasitura sulla carne o sul vegetale in modo che le briciole non cadano facilmente.

Mentre cucini

•Aggiunta di acqua al cassetto della friggitrice ad aria durante la cottura di cibi ricchi di grassi per evitare fumo e calore eccessivi. Utilizzare questa tecnica quando si cucinano hamburger, pancetta, salsicce e cibi simili.

•Proteggi cibi leggeri come fette di pane con stuzzicadenti in modo che non si inneschino.

•Evitare di mettere troppi prodotti alimentari nel cestino della friggitrice ad aria. Il sovraffollamento si tradurrà in una cottura irregolare e impedirà anche al cibo di ottenere quella gloriosa consistenza croccante che tutti amiamo.

•Si consiglia di scuotere la friggitrice e capovolgere il cibo a metà del processo di cottura per assicurarsi che tutto all'interno cuochi uniformemente.

•Aprire la friggitrice ad aria alcune volte per controllare come sta andando il cibo non influenzerà il tempo di cottura, quindi non preoccuparti.

Una volta fatto:

•Rimuovere il cestino dal cassetto prima di estogli il cibo per evitare che l'olio rimanga sul cibo appena fritto.

•I succhi nel cassetto della friggitrice ad aria possono essere utilizzati per preparare deliziose marinate e salse.

Se lo trovi troppo unto puoi sempre ridurlo in una casseruola per sbarazzarti del liquido in eccesso.

•Pulire sia il cestello che il cassetto dopo ogni utilizzo è imperativo.

Ora che hai imparato a conoscere le basi dell'uso della friggitrice ad aria, passiamo alla parte eccitante: è il momento della cottura!

BREAKFAST

1. FRITTATA SALSICCIA

Tempo di preparazione: 15 minuti

Tempo di cottura: 11 minuti

Porzioni: 2

ingredienti:

- 1/2 di salsiccia chorizo, affettata
- 1/2 tazza mais congelato
- 1 patata grande, bollita, sbucciata e a cubetti
- 3 uova jumbo
- 2 cucchiai di formaggio feta, sbriciolato
- 1 cucchiaio di olio d'oliva
- Sale e pepe nero, a piacere

Indicazioni:

1. Preriscaldare la friggitrice Air a 355 o F e ungere una padella Air Fryer.

2. Sbattere insieme uova con sale e pepe nero in una ciotola.

3. Scaldare l'olio d'oliva nella padella Air Fryer e aggiungere salsiccia, mais e patate.

4. Cuocere per circa 6 minuti e mescolare le uova sbattute.

5. Finire con formaggio e cuocere per circa 5 minuti.

6. Servire fuori e servire caldo.

Nutrizione: Calorie: 327, Grassi: 20.2g, Carboidrati: 23.3g, Zucchero: 2.8g, Proteine: 15.3g, Sodio: 316mg

2. FRITTATA DI FUNGHI E POMODORO

Tempo di preparazione: 15 minutiCooking tempo: 14 minutiServings: 2

ingredienti:

- 1 fetta di pancetta, tritata
- 6 pomodorini, dimezzati
- 6 funghi freschi, affettati
- 3 uova
- 1/2 tazza parmigiano grattugiato
- 1 cucchiaio di olio d'oliva
- Sale e pepe nero, a piacere

Indicazioni:

1. Preriscaldare la friggitrice Air a 390 o F e ungere leggermente una teglia.

2. Mescolare pancetta, funghi, pomodori, sale e pepe nero nella teglia.

3. Disporre la teglia nel cesto Air Fryer e cuocere per circa 6 minuti.

4. Sbattere insieme le uova in una piccola ciotola e aggiungere il formaggio.

5. Mescolare bene e versare sopra la miscela di pancetta.

6. Mettere la teglia nel cesto Air Fryer e cuocere per circa 8 minuti.

7. Servire fuori e servire caldo.

Nutrizione: Calorie: 397, Grassi: 26.2g, Carboidrati: 23.3g, Zucchero: 11.2g, Proteine: 27.3g, Sodio: 693mg

3. COLAZIONE ZUCCHINE

Tempo di preparazione: 5 minutiCooking tempo: 35 minutiServing: 4

ingredienti:

- 4 zucchine, a dadini in pezzi da 1 pollice, drenato
- 2 peperone piccolo, mezzo tritato
- 2 cipolla piccola, mezzo tritato
- Spray all'olio da cucina
- Pizzicare sale e pepe nero

Indicazioni:

1. Preriscaldare la friggitrice Air a 350 o F e ungere il cestello della friggitrice Air con spray da cucina.

2. Condire le zucchine con sale e pepe nero e mettere nel cesto della friggitrice Air.

3. Selezionare la modalità di tostatura e cuocere per circa 20 minuti, mescolando di tanto in tanto.

4. Aggiungere cipolla e peperone e cuocere per altri 5 minuti.

5. Togliere dalla friggitrice Air e mescolare bene per servire caldo.

Nutrizione: Calorie: 146, Grassi: 0,5g, Carboidrati: 3,8g, Zucchero: 5,5g, Proteine: 4g, Sodio: 203mg

4. TROTA FRITTATA

Tempo di preparazione: 15 minutiCooking tempo: 23 minutiServing: 4

ingredienti:

- 1 cipolla, affettata
- 6 uova
- 2 filetti di trota affumicati a caldo, tritati
- 1/4 tazza aneto fresco, tritato
- 1 pomodoro, tritato
- 2 cucchiai di olio d'oliva
- 1/2 cucchiaio di salsa di rafano
- 2 cucchiai di crème fraiche

Indicazioni:

1. Preriscaldare la friggitrice Air a 325 o F e ungere leggermente una teglia.

2. Sbattere insieme uova con salsa di rafano e creme fraiche in una ciotola.

3. Scaldare l'olio d'oliva in una padella e aggiungere cipolle.

4. Soffriggere per circa 3 minuti e trasferirlo in una teglia.

5. Mescolare le uova sbattute, la trota, il pomodoro e l'aneto.

6. Disporre la teglia in un cesto di friggitrice ad aria e cuocere per circa 20 minuti.

7. Servire fuori e servire caldo.

Nutrizione: Calorie: 429, Grassi: 38.1g, Carboidrati: 5.5g, Zucchero: 2.1g, Proteine: 17.3g, Sodio: 252mg

5. MINI QUICHE DI POMODORO

Tempo di preparazione: 15 minutiCooking tempo: 30 minutiServings: 2

ingredienti:

- 4 uova
- 1/4 tazza cipolla, tritata
- 1/2 tazza pomodori, tritati
- 1/2 tazza latte
- 1 tazza di formaggio Gouda, triturato
- Sale, a piacere

Indicazioni:

1. Preriscaldare la friggitrice Air a 340 o F e ungere un grande ramekin con spray da cucina.
2. Mescolare tutti gli ingredienti in un ramekin e trasferirli nel cesto della friggitrice ad aria.
3. Cuocere per circa 30 minuti e preparare per servire caldo.

Nutrizione: Calorie: 345, Grassi: 23,8g, Carboidrati: 7.9g, Zucchero: 6.3g, Proteine: 26.1g, Sodio: 640mg

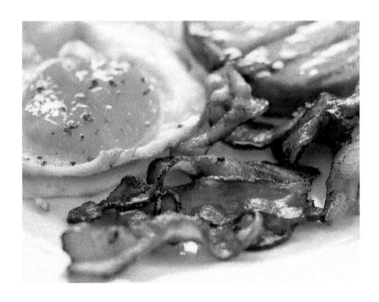

6. QUICHE DI POLLO E BROCCOLI

Tempo di preparazione: 15 minutiCooking tempo: 12 minutiServing: 8

ingredienti:

- 1 crosta di torta già pronta congelata
- 1 uovo
- 1/3 tazza formaggio cheddar, grattugiato
- 1/4 tazza broccoli bolliti, tritati
- 1/4 tazza pollo cotto, tritato
- 1/2 cucchiaio di olio d'oliva
- 3 cucchiai di panna da frusta
- Sale e pepe nero, a piacere

Indicazioni:

1. Preriscaldare la friggitrice Air a 390 o F e ungere 2 piccole padelle con olio d'oliva.

2. Sbattere l'uovo con panna da mento, formaggio, sale e pepe nero in una ciotola.

3. Tagliare 2, 5 pollici intorno alla crosta di torta e disporre in ogni teglia.

4. Premere delicatamente sul fondo e sui lati e versare la miscela di uova sulla crosta di torta.

5. Completa uniformemente con pollo e broccoli e posiziona le padelle in un cesto Air Fryer.

6. Cuocere per circa 12 minuti e preparare per servire caldo.

Nutrizione: Calorie: 166, Grassi: 10.3g, Carboidrati: 14.6g, Zucchero: 8.5g, Proteine: 4.2g, Sodio: 186mg

7. PALLE DI SALSICCIA DI CHEESY

Tempo di preparazione: 22 minuti Porzioni: 16 palle

ingredienti:

- 1 libbre di salsiccia per la colazione di maiale
- 1 uovo grande.
- 1 oz. crema di formaggio pieno di grassi; ammorbidito.
- 1/2 tazza formaggio Cheddar triturato

Indicazioni:

1. Mescolare tutti gli ingredienti in una grande ciotola. Forma in sedici, 1 polliceball. Posizionare le palle nel cesto della friggitrice ad aria.
2. Regolare la temperatura a 400 gradi F e impostare il timer per 12 minuti. Agitare il cestello due o tre volte durante la cottura
3. Le palline di salsiccia saranno rosolata all'esterno e avranno una temperatura interna di almeno 145 gradi F quando completamente cotte.

Nutrizione: Calorie: 424; Proteine: 22,8 g; Fibra: 0,0 g; Grassi: 32,2 g; Carboidrati: 1,6 g

8. CIOTOLE DI CAVOLO ROSSO

Tempo di preparazione: 20 minuti Porzioni: 4

ingredienti:

- 2 tazze di cavolo rosso; Tagliuzzato
- 1 peperone rosso; affettato
- 1 piccolo avocado, sbucciato, snocciolato e affettato
- Un filo d'olio d'oliva
- Sale e pepe nero a piacere.

Indicazioni:

1. Ungere la friggitrice ad aria con l'olio, aggiungere tutti gli ingredienti, spremere, coprire e cuocere a 400 ° F per 15 minuti.
2. Dividere in ciotole e servire freddo per la colazione

Nutrizione: Calorie: 209; Grasso: 8g; Fibra: 2g; Carboidrati: 4g; Proteine: 9g

9. UOVA IN AVOCADO

Tempo di preparazione: 10 minuti

Tempo di cottura: 7 minuti

Porzioni: 2

ingredienti:

- 1 avocado, snocciolato

- 2 uova

- 1/2 pepe nero macinato

- 3/4 di cucchiaino di sale

Indicazioni:

1. Tagliare l'avocado a metà.

2. Quindi cospargere l'avocado con pepe nero
   e sale.

3. Sbattere le uova e metterli nel tutto dell'avocado
   dimezzato.

4. Mettere l'avocado nel cesto della friggitrice
   ad aria.

5. Cuocere il pasto per 7 minuti a 380 F.

6. Quando le uova sono cotte, il pasto è pronto
   da mangiare.

7. Servilo immediatamente!

Nutrizione: Calorie 268, Grasso 24, Fibra 6.7, Carboidrati 9, Proteine 7.5

10.   QUICHE DI SPINACI E PANCETTA SENZA UOVA

Tempo di preparazione: 15 minutiCooking tempo: 10 minutiServing: 2

ingredienti:

- 1 tazza di spinaci freschi, tritati
- 4 fette di pancetta, cotte e tritate
- 1/2 tazza mozzarella, triturata
- 4 cucchiai di latte
- 1 tazza parmigiano, triturato
- 4 trattini salsa Tabasco
- Sale e pepe nero, a piacere

Indicazioni:

1. Preriscaldare la friggitrice Air a 325 o F e ungere leggermente una teglia.

2. Mescolare tutti gli ingredienti in una ciotola e trasferire il composto in teglia preparata.

3. Mettere nella friggitrice Air e cuocere per circa 10 minuti.

4. Sbol piatti e servire caldi.

Nutrizione: Calorie: 72, Grassi: 5,2g, Carboidrati: 0,9g, Zucchero: 0,4g, Proteine: 5,5g, Sodio: 271mg

11.   QUINOA DI MELA ACERO

Tempo di preparazione: 5 minuti

Tempo di cottura: 20 minuti

Porzioni: 4

ingredienti:

- 1 tazza di quinoa
- 2 tazze di latte di cocco
- 1 tazza di mele, cored, sbucciate e tritate grossolanamente
- 3 cucchiai di sciroppo d'acero
- 2 cucchiai di burro, fuso
- 1 cucchiaino di noce moscata, macinato

Direzioni:

1. Nella friggitrice ad aria, mescolare la quinoa con il latte, le mele e gli altri ingredienti, mescolare, coprire e cuocere a 370 gradi F per 20 minuti.
2. Dividere in ciotole e servire per la colazione.

Nutrizione: Calorie 208, Grasso 6, Fibra 9, Carboidrati.14, Proteine 3

12.   MIX DI UOVA DI AVOCADO

Tempo di preparazione: 5 minuti

Tempo di cottura: 15 minuti

Porzioni: 4

ingredienti:

- 1 cucchiaio di olio di avocado
- 1cupavocado, pelato, snocciolato e schiacciato
- 8 uova, sbattute
- 1/2 cucchiaino di cumino, macinato
- 1/2 cucchiaino di paprika affumicata
- Sale e pepe nero al gusto
- 1 cucchiaio di coriandolo tritato

Indicazioni:

1. In una ciotola, mescolare le uova con l'avocado e gli altri ingredienti tranne l'olio e la frusta,

2. Scaldare la friggitrice ad aria con l'olio a 360 gradi F, aggiungere il mix di avocado, coprire, cuocere per 15 minuti, dividere tra i piatti e servire.

Nutrizione: Calorie 220, Grasso 11, Fibra 3, Carboidrati 4, Proteine 6

13.   TURCHIA TORTILLAS

Tempo di preparazione: 5 minuti

Tempo di cottura: 14 minuti

Porzioni: 4

ingredienti:

- 1 libbra petto di tacchino, senza pelle, disossato, macinato e rosonato
- 4 tortillas di mais
- Spray da cucina
- 1 tazza pomodorini, dimezzati
- 1 tazza di olive kalamata, denocciolato e dimezzato
- 1 tazza di mais
- 1 tazza di spinaci per bambini
- 1 tazza di formaggio cheddar, triturato
- Sale e pepe nero al gusto

Direzioni:

1. Dividere la carne, i pomodori e gli altri ingredienti tranne lo spray da cucina su ogni tortilla, arrotolare e ungerli con lo spray da cucina

2. Preriscaldare la friggitrice ad aria a 350 gradi F, mettere le tortillas nel cesto della friggitrice d'aria, cuocere per 7 minuti su ciascun lato, dividere tra i piatti e servire per la colazione.

Nutrizione: Calorie 244, Grasso 11, Fibra 4, Carboidrati5, Proteine 7

14.   CASSERUOLA DI PATATE

Tempo di preparazione: 5 minuti

Tempo di cottura: 20 minuti

Porzioni: 4

Ingredienti:

- 1 libbra di patate dorato, sbucciate e a cubetti
- 4 uova, sbattute
- 1 cucchiaino di peperoncino in polvere
- 1 tazza carote, sbucciate e affettate
- 1 tazza di olive nere, denocciolato e dimezzato
- 1 tazza mozzarella, triturata
- 2 cucchiai di burro, fuso
- Un pizzico di sale e pepe nero

Direzioni:

1. Scaldare la friggitrice ad aria a 320 gradi F, ungere con il burro e unire le patate con le uova, il peperoncino e gli altri ingredienti tranne la mozzarella e il toss.

2. Cospargere la mozzarella in cima, cuocere per 20 minuti, dividere tra i piatti e servire per la colazione.

Nutrizione: Calorie 240, Grasso 9, Fibra 2, Carboidrati 4, Proteine 8

15. CIOTOLE DI CHIVES QUINOA

Tempo di preparazione: 5 minuti

Tempo di cottura: 20 minuti

Porzioni: 4

Ingredienti:

- 1 cucchiaio di olio d'oliva
- 1 tazza di quinoa
- 2 tazze di latte di mandorla
- 2 cucchiai di erba cipollina, tritati
- 1/2 tazza olive kalamata, denocciolato e dimezzato
- 1/2 tazza mozzarella, triturata
- 1/2 cucchiaino di curcuma in polvere
- Sale e pepe nero al gusto

Direzioni:

1. Scaldare la friggitrice ad aria con l'olio a 350 gradi F, unire la quinoa con il latte, gli erba cipollina e gli altri ingredienti all'interno, cuocere per 20 minuti, dividere in ciotole e servire a colazione.

Nutrizione: Calorie 221, Grasso 8, Fibra 3, Carboidrati 4, Proteine 8

16.   RISO CREMOSO ALLE MANDORLE

Tempo di preparazione: 10 minuti Tempo di cottura: 20 minuti Porzioni: 4

Ingredienti:

- 2 tazze di latte di mandorla
- 1 tazza di riso bianco
- 1/2 tazza mandorle, tritate
- 1/2 cucchiaino di estratto di vaniglia
- 1/2 cucchiaino di estratto di mandorla
- 1/2 tazza panna pesante
- Spray da cucina

Indicazioni:

1.Scaldare la friggitrice ad aria con l'olio a 350 gradi F, ungerla con lo spray da cucina, aggiungere il riso, il latte e gli altri ingredienti all'interno, mescolare, cuocere tutto per 20 minuti, dividerlo in ciotole e servire.

Nutrizione: Calorie 231, Grasso 11, Fibra 3, Carboidrati 5, Proteine 8

17.   MIX DI QUINOA DOLCE

Tempo di preparazione: 5 minuti

Tempo di cottura: 20 minuti

Porzioni: 4

Ingredienti:

- 1 tazza di quinoa

- 2 tazze di latte di cocco

- 3 cucchiai di zucchero

- 2 cucchiai di sciroppo d'acero

- Spray da cucina

- Sale e pepe nero al gusto

Direzioni:

1. Scaldare la friggitrice ad aria unta con lo spray da cucina a 350 gradi F, unire la quinoa con il latte e gli altri ingredienti all'interno, coprire e cuocere per 20 minuti.
2. Dividere in ciotole e servire.

Nutrizione: Calorie 232, Grasso 12, Fibra 4, Carboidrati

18.   MIX DI RISO OLIVE

Tempo di preparazione: 5 minuti

Tempo di cottura: 20 minuti

Porzioni: 4

Ingredienti:

- 1 tazza olive nere, snocciolato e tritato
- 1 tazza olive verdi, snocciolato e tritato
- 1 tazza di riso bianco
- 2 tazze di verdure
- 1/2 cucchiaino di curcuma in polvere
- 1/4 di cucchiaino di paprika dolce
- 1 cucchiaio di erba cipollina, tritato
- Un pizzico di sale e pepe nero

Indicazioni

1. Scaldare la friggitrice ad aria a 350 gradi F, unire il riso con le olive e gli ingredienti all'interno, spremere, coprire e cuocere per 20 minuti.

2. Dividere in ciotole e servire per la colazione.

Nutrizione: Calorie 240, Grasso 14, Fibra 3, Carboidrati 5, Proteine

19. CIOTOLE DI TACCHINO E PEPERONI

Tempo di preparazione: 5 minuti

Tempo di cottura: 20 minuti

Porzioni: 4

ingredienti:

- 1 peperone rosso, tagliato a strisce
- Petto di tacchino da 1 libbra, senza pelle, disossato, macinato
- 4 uova, sbattute
- Sale e pepe nero al gusto
- 1 tazza di mais
- 1 tazza di olive nere, denocciolato e dimezzato
- 1 tazza salsa mite
- Spray da cucina

Indicazioni:

1. Scaldare la friggitrice ad aria a 350 gradi F, ungerla con spray da cucina, aggiungere la carne, i peperoni e gli altri ingredienti, spremere e cuocere per 20 minuti.

2. Dividere in ciotole e servire per la colazione.

Nutrizione: Calorie 229, Grasso 13, Fibra 3, Carboidrati 4, Proteina 7

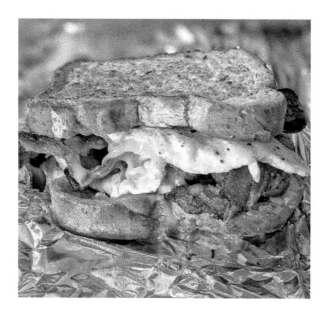

20.   FRITTATA DI SALSICCIA

Tempo di preparazione: 5 minuti

Tempo di cottura: 11 minuti

Porzioni: 4

Ingredienti:

- 4 uova
- 3 Cucchiaio da tavola panna da frusta pesante
- 1/4 tazza formaggio cheddar, grattugiato
- 1/2 tazza cotta, salsiccia tritata
- 1/2 cucchiaino sale
- 1/4 cucchiaino pepe nero macinato

Indicazioni:

1. Preriscaldare la friggitrice ad aria a 350 gradi F e allineare una teglia con carta pergamena. Assicurati che la padella si adatti alla friggitrice ad aria: in

genere una padella rotonda da sette pollici funzionerà perfettamente.

2. In una piccola ciotola, sbattere insieme le uova, la panna, il sale e il pepe. Mescolare la salsiccia.

3. Versare il mix nella teglia preparata e quindi posizionare la padella nella friggitrice d'aria preriscaldata.

4. Cuocere per circa 10 minuti o fino a quando le uova non sono completamente impostate.

5. Cospargere il formaggio attraverso le uova cotte e riportare la padella all'aria friggitrice per un altro minuto per sciogliere il formaggio.

6. Piegare la frittata a metà.

7. Affettare a spicchi e servire mentre è caldo.

Nutrizione: Calorie 210, Grassi Totali 22g, Grassi Saturi 14g, Carboidrati Totali 6g, Carboidrati Netti 3g, Proteine 7g, Zucchero 1g, Fibra 3g, Sodio 863mg, Potassio 125g

21. FRITTATA DI PROSCIUTTO E FORMAGGIO

Tempo di preparazione: 5 minuti

Tempo di cottura: 11 minuti

Porzioni: 4

Ingredienti:

- 4 uova
- 3 Cucchiaio da tavola panna da frusta pesante
- 1/4 tazza formaggio cheddar, grattugiato
- 1/2 tazza tritato, prosciutto cotto
- 1/2 cucchiaino sale
- 1/4 cucchiaino pepe nero macinato

Indicazioni:

1. Preriscaldare la friggitrice ad aria a 350 gradi F e allineare una teglia con carta pergamena. Assicurati che la padella si adatti alla friggitrice ad aria: in genere

una padella rotonda da sette pollici funzionerà perfettamente.

2. In una piccola ciotola, sbattere insieme le uova, la panna, il sale e il pepe. Mescolare il prosciutto.

3. Versare il mix nella teglia preparata e quindi posizionare la padella nella friggitrice d'aria preriscaldata.

4. Cuocere per circa 10 minuti o fino a quando le uova non sono completamente impostate.

5. Cospargere il formaggio attraverso le uova cotte e riportare la padella all'aria friggitrice per un altro minuto per sciogliere il formaggio.

6. Piegare la frittata a metà.

7. Affettare a spicchi e servire mentre è caldo.

Nutrizione: Calorie 218, Grassi Totali 19g, Grassi Saturi 9g, Carboidrati Totali 6g, Carboidrati Netti 2g, Proteine 7g, Zucchero 1g, Fibra 4g, Sodio 890mg, Potassio 343g

22.   PREPARAZIONE SANDWICH AL FORMAGGIO FRITTO ALL'ARIA

Tempo: 13 minuti

Porzioni: 2

Ingredienti:

- Fette di pane-4

- Burro ammorbidito -4 cucchiaino.

- Fette di formaggio Cheddar -4

Indicazioni:

- Stratificazione della parte superiore delle fette di pane con burro.

- Mettere due fette di formaggio ciascuna su 2 fette di pane.

- Coprirlo con altre due fette di pane quindi tagliarlo a metà in diagonale.

- Posizionare i panini nel cesto della friggitrice Air e sigillare.

- Cuocere per 8 minuti a 370 o F in modalità friggitrice

ad aria.

- Servire fresco.

Nutrizione:Calorie: 200, Grassi: 3g, Fibra: 5g, Carboidrati: 12g, Proteine: 4g

23.   BACCALÀ BURRITOS DI MAIS

Tempo di preparazione: 27 minuti porzioni: 4

Ingredienti:

- Tortillas -4
- Olio d'oliva: un filo d'acqua
- Peperone verde, tritato-1
- Cipolla rossa, tritata -1
- Mais -1 tazza
- Filetti di merluzzo, senza pelle e disossati -4
- Salsa -1/2 tazza
- Spinaci per bambini - una manciata
- Parmigiano, grattugiato -4 cucchiai.

Direzioni:

1. Metti il pesce nel cestino della friggitrice Air.

2. Fissare la friggitrice e cuocere per 6 minuti a 350 o F in modalità friggitrice ad aria.

3. Nel frattempo, preriscaldare una padella con olio e soffriggere peperoni, mais e cipolle.

4. Dopo 5 minuti rimandare il fuoco.

5. Stendere le tortillas su una superficie di lavoro, quindi dividere il pesce, la salsa, gli spinaci, le verdure saltate e il parmigiano su ogni tortilla.

6. Arrotolarli in un burrito, quindi metterli nel cesto della friggitrice Air.

7. Sigillare e cuocere per 6 minuti a 350 o F in modalità friggitrice ad aria.

8. Servire caldo.

Nutrizione: Calorie: 230, Grassi: 12g, Fibra: 7g, Carboidrati: 14g, Proteine: 5g

24.　TASCHE DI FORMAGGIO E PROSCIUTTO

Tempo di preparazione: 20 minuti

Porzioni: 4

Ingredienti:

- Foglio di pasta sfoglia -1
- Mozzarella, grattugiato -4 manciate
- Senape -4 cucchiaino.
- Fette di prosciutto, tritate-8

Direzioni:

1. Stendere la pasta sfoglia su una superficie di lavoro e tagliarla in 12 quadrati.
2. Completa la metà dei pezzi con una quantità uguale di formaggio, senape e prosciutto.
3. Posizionare le metà rimanenti sopra e sigillare i bordi.
4. Posizionare queste tasche nel cesto della friggitrice Air, quindi sigillare la friggitrice.
5. Cuocere per 10 minuti a 370 o F in modalità

friggitrice Air.

6. Servire caldo e fresco.

   Nutrizione:Calorie: 212, Grassi: 12g, Fibra: 7g, Carboidrati: 14g, Proteine: 8g

25.   PANINI MAYO AL TONNO

Tempo di preparazione: 14 minuti

Porzioni: 4

Ingredienti:

- Tonno in scatola, sgocciolato-16 once

- Maionese -1/4 tazza

- Senape -2 cucchiai.

- Succo di lime -1 cucchiaio.

- Cipollotti tritati -2

- Fette di pane -6

- Burro, fuso-3 cucchiaio.

- Fette di provolone -6

Direzioni:

1. Mescolare il tonno con succo di lime, mayo, cipollotti e senape in una ciotola.

2. Stratificazione delle fette di pane con burro, quindi mettile nel cesto della friggitrice Air.

3. Sigillare la friggitrice e cuocere per 5 minuti a 350 o

F su friggitrice ad aria.

4. Completa la metà delle fette di pane con miscela di tonno e formaggio.

5. Posizionare le fette rimanenti in cima e posizionare il panino nel cesto della friggitrice Air.

6. Sigillare la friggitrice e cuocere per 4 minuti in modalità friggitrice Air a 350 o F.

7. Servire caldo.

Nutrizione: Calorie: 212, Grassi: 8g, Fibra: 7g, Carboidrati: 8g, Proteine: 6g

26.   FAGIOLINI UOVO CUOCERE

Tempo di preparazione: 15 minuti

Porzioni: 4

Ingredienti:

- Uova, sbattute-4

- Salsa di soia -1 cucchiaio.

- Olio d'oliva-1 cucchiaio.

- Spicchi d'aglio, tritati-4

- Fagiolini,tagliati e   dimezzati-3 once

- Sale e pepe nero a piacere

Direzioni:

1. Sbattere tutto in una ciotola tranne olio e fagioli.

2. Lasciare che la friggitrice Air preriscalda e unise la sua padella con olio.

3. Aggiungere i fagioli alla padella e soffriggere per 3 minuti.

4. Versare la miscela preparata e quindi sigillare la Friggitrice.

5. Cuocere per 8 minuti alla   stessa   temperatura in modalità friggitrice Air.

6. Affettare e servire per divertirsi.

Nutrizione:Calorie: 212, Grassi: 8g, Fibra: 6g, Carboidrati: 8g, Proteine: 6g

27.   FRITTATA DI MENTA & PISELLI

Tempo di preparazione: 15 minuti

Porzioni: 8

Ingredienti:

- Piselli-1/2 libbra

- Olio di avocado-3 cucchiai.

- Yogurt -1 1/2 tazze

- Uova, sbattute-8

- Menta, tritata -1/2 tazza

- Sale e pepe nero a piacere

Direzioni:

1. Aggiungere l'olio in una padella, adatto per adattarsi alla friggitrice Air e posizionarlo a fuoco medio.

2. Aggiungere piselli e soffriggere per 4 minuti.

3. Sbattere lo yogurt con menta, uova, pepe e sale in una ciotola.

4. Aggiungere la miscela sui piselli e ssarsi bene.

5. Mettere questa padella di piselli nella friggitrice Air e sigillare la friggitrice.

6. Cuocere per 7 minuti a 350 o F in modalità friggitrice ad aria.

7. Affettare e servire.

Nutrizione:Calorie: 212, Grassi: 9g, Fibra: 4g, Carboidrati: 13g, Proteine: 7g

28.   AVENA TAGLIATA IN ACCIAIO ALLA VANIGLIA

Tempo di preparazione: 22 minuti

Porzioni: 4

Ingredienti:

- Latte -1 tazza
- Avena tagliata in acciaio -1 tazza
- Acqua -2 tazze e 2
- Zucchero di canna -2 cucchiai.
- Estratto di vaniglia -2 cucchiaino.

Direzioni:

1. Prendi una padella, adatta per adattarsi all'Air Fryer.
2. Aggiungi tutto a questa padella e mescola bene.
3. Mettere questa padella nella friggitrice Air e sigillarla.
4. Cuocere per 17 minuti a 360 o F in modalità friggitrice air.
5. Servire fresco.
6. godere!

Nutrizione:Calorie: 161, Grassi: 7g, Fibra: 6g, Carboidrati: 9g, Proteine: 6g

29. FARINA D'AVENA ALLA CANNELLA ALLA PERA

Tempo di preparazione: 17 minuti

Porzioni: 4

Ingredienti:

- Latte -1 tazza

- Burro, ammorbidito -1 cucchiaio.

- Zucchero di canna -1/4 tazze

- Polvere di cannella -1/2 cucchiaio.

- Avena vecchio stile -1 tazza

- Noci tritate-1/2 tazza

- Pera, sbucciata e tritata-2 tazze

Direzioni:

1. Prendi una padella, adatta per adattarsi all'Air Fryer.

2. Aggiungere tutto alla padella e mescolare bene.

3. Mettere questa padella nella friggitrice Air e sigillarla.

4. Cuocere per 12 minuti a 360 o F in modalità friggitrice ad aria.

5. Servi subito.

Nutrizione:Calorie: 210, Grassi: 9g, Fibra: 11g, Carboidrati: 12g, Proteine: 5g

30.   INSALATA DI CAROTE SPAGHETTI

Tempo di preparazione: 10 minuti

Tempo di cottura: 7 minuti

Porzioni: 3

ingredienti:

- 2 carote, sbucciate
- 1/2 cucchiaino di olio d'oliva
- 1 cucchiaino di aceto
- 1 mela
- 1 cucchiaino di olio di avocado
- 1/4 cucchiaino di cannella macinata

Direzioni:

1. Fai le spirali dalla carota con l'aiuto del spiralizzatore.

2. Dopo questo, cospargere le spirali di carota con l'olio d'oliva e mettere nel cesto della friggitrice ad aria.

3. Cuocere le spirali di carota per 7 minuti a 365 F. Mescolare la carota ogni 2 minuti.

4. Mettere le spirali di carota cotte nell'insalatiera.

5. Quindi tritare la mela nei piccoli cubi.

6. Aggiungere la mela all'insalatiera e cospargere con la cannella macinata e l'aceto.

7. Aggiungere l'olio di avocado e mescolare l'insalata.

8. Servilo!

Nutrizione: Calorie 65, Grassi 1.1, Fibra 3, Carboidrati14.5, Proteine 0.6

31. COTTURA PER LA COLAZIONE ALLA MELA

Tempo di preparazione: 10 minuti Tempo di cottura: 10 minuti Porzioni: 3

Ingredienti:

- 1 patata dolce, sbucciata
- 3 mele
- 3/4 tazza noci pecan, tritate
- 1/2 cucchiaino di cannella macinata
- 1 cucchiaio di uvetta
- 1egg
- 1/4 tazza latte di cocco

Direzioni:

1. Tritare la patata dolce e le mele negli stessi cubi.
2. Mettili nel cesto della friggitrice ad aria.
3. Aggiungere noci pecan tritate e cannella macinata.

4. Dopo questo, aggiungi l'uvetta e il latte di cocco.

5. Sbattere l'uovo nella ciotola.

6. Versare l'uovo sbattuto sulla miscela di friggitrice ad aria e mescolare delicatamente con l'aiuto della forchetta.

7. Cuocere il pasto per 10 minuti a 390 F.

8. Al termine del tempo, controlla se la colazione alla mela è cotta e lascia riposare per 10 minuti.

9. Dopo questo, servilo immediatamente!

Nutrizione: Calorie 252, Grassi 9.2, Fibra 7.8,Carboidrati 43.1, Proteine 4.2

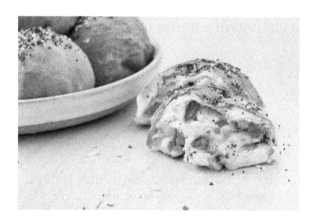

32.   PORRIDGE PER LA COLAZIONE

Tempo di preparazione: 7 minuti

Tempo di cottura: 7 minuti

Porzioni: 2

Ingredienti:

- 1 banana
- 1 uovo, sbattuto
- 1 mela, tritata
- 1/2 cucchiaino di cannella macinata
- 1 cucchiaino di olio d'oliva
- 1 cucchiaino di estratto di vaniglia

Indicazioni:

1. Sbucciare la banana e tagliarla nei piccoli pezzi.
2. Versare l'olio d'oliva nel cesto della friggitrice ad aria.
3. Aggiungere la mela tritata.

4. Quindi cospargere la mela con la cannella macinata e la banana.

5. Mescolare il composto e aggiungere l'estratto di vaniglia.

6. Quindi sbattere l'uovo e versarlo sul composto.

7. Mescolare delicatamente.

8. Cuocere il porridge per 7 minuti a 380 F.

9. Quando il porridge è cotto, lascialo raffreddare poco e servi!

Nutrizione: Calorie   169,   Grassi   4.9,   Fibra 4.5,Carboidrati 29.8, Proteine 3.7

33. SALSICCIA DI TACCHINO CON CIPOLLA

Tempo di preparazione: 10 minuti

Tempo di cottura: 16 minutiServing: 6

ingredienti:

- 14 oz tacchino macinato
- 1 cipolla grattugiata
- 1/4 cucchiaino di sale
- 1 cucchiaino di paprika macinata
- 1 uovo
- 1 cucchiaino di olio d'oliva
- 1/2 cucchiaino di timo

Direzioni:

1. Unire insieme il tacchino macinato e la cipolla grattugiata.
2. Aggiungere sale e paprika macinata.
3. Dopo questo, aggiungere il timo e sbattere l'uovo nella miscela.
4. Mescolarlo fino a omogeneo.
5. Preparare le palline dalla miscela di tacchino macinato e quindi premerle poco per fare gli ovali (forma di salsiccia).
6. Versare l'olio d'oliva nella friggitrice ad aria.
7. Mettere le salsicce nel cesto della friggitrice ad aria e cuocerle per 10 minuti a 350 F. Mescolarle delicatamente dopo 5 minuti di cottura.
8. Dopo questo, aumentare la temperatura a 400 F e cuocere le salsicce per 3 minuti da ciascun lato.
9. Servire il pasto solo caldo!

Nutrizione: Calorie 155, Grassi 8.8, Fibra 0.6,Carboidrati 2, Proteine 19.3

34.   INSALATA DI SPAGHETTI DI ZUCCHINE

Tempo di preparazione: 15 minuti

Tempo di cottura: 6 minuti

Porzioni: 4

Ingredienti:

- 1 zucchine
- 1 carota
- 1 cucchiaino di semi di lino

- 1 cucchiaio di farina di cocco
- 1 cucchiaio di olio d'oliva
- 1 cucchiaino di aceto
- 1 peperone dolce
- 1/4 cucchiaino di peperoncino

Indicazioni:

1. Spiralizzare le zucchine e la carota e metterli nel cesto della friggitrice ad aria.
2. Aggiungere farina di cocco, aceto e olio d'oliva.
3. Quindi cospargere le verdure con i fiocchi di peperoncino e cuocere per 6 minuti a
4. 400 F. Le verdure dovrebbero essere un po 'morbide.
5. Nel frattempo, taglia il peperone dolce nelle strisce.
6. Mettere il pepe nella ciotola e aggiungere le verdure cotte a spirale.
7. Quindi aggiungere i semi di lino e tutto il liquido rimanente dalle verdure che sono state cotte nella friggitrice ad aria.
8. Mescolare l'insalata e servirla!

Nutrizione: Calorie 72, Grassi 4.4, Fibra 2.7, Carboidrati7.6, Proteine 1.6

35.   MORSI DI TROTA CON ANETO

Tempo di preparazione: 15 minuti

Tempo di cottura: 10 minuti

Porzioni: 4

Ingredienti:

- Filetto di trota da 16 once
- 1/4 tazza aneto fresco, tritato
- 1 cucchiaino di aglio tritato
- 1egg
- 1/2 patate grattugiate
- 1 cucchiaino di farina di mandorle
- Paprika macinata da 1/2 cucchiaino
- 1/2 cucchiaino di timo
- Coriandolo da 1/2 cucchiaino
- 1 cucchiaino di olio d'oliva

Indicazioni:

1. Sbattere l'uovo e sbatterlo.

2. Quindi tritare il filetto di trota nei piccoli pezzi.

3. Combinalo insieme alla patata grattugiata.

4. Aggiungere aneto fresco tritato, uovo sbattuto, farina di mandorle, paprika macinata, timo e coriandolo.

5. Mescolare bene il composto.

6. Preparare le palline medie dalla miscela di pesce.

7. Posizionare i morsi di trota nel cestino della friggitrice ad aria e cospargere con l'olio d'oliva.

8. Cuocere i morsi di trota per 10 minuti a 365 F.

9. Mescolare il pasto ogni 2 minuti.

10. Quindi raffreddare i morsi di trota fino alla temperatura ambiente e servire!

Nutrizione: Calorie 307, Grassi 15.6, Fibra 1.8,Carboidrati 7.4, Proteine 34.2

36.   PANE VEGAN BREAKFAST FRITTO ALL'ARIA

Tempo di cottura: 10 minuti

Porzioni: 2

Ingredienti:

- 1 pagnotta vegana, grande
- 2 cucchiaini di erba cipollina
- 2 cucchiai di lievito alimentare
- 2 cucchiai di purea d'aglio
- 2 cucchiai di olio d'oliva
- Sale e pepe a piacere

Indicazioni:

1. Preriscaldare la friggitrice a 375 ° Fahrenheit. Affettare la pagnotta (non fino in fondo).
2. In una ciotola, unire la purea di aglio, l'olio d'oliva e il lievito nutrizionale. Aggiungere questa miscela sopra la pagnotta.
3. Cospargere la pagnotta con erba cipollina e condire con sale e pepe. Posizionare la pagnotta all'interno della friggitrice e cuocere per 10 minuti.

Nutrizione: Calorie: 252, Grassi Totali: 9,6g, Carboidrati: 5,7g, Proteine: 7,5g

37.   INSALATA DI MELE CON TONNO

Tempo di preparazione: 10 minuti

Tempo di cottura: 8 minuti

Porzioni: 2

Ingredienti:

- 1 patata dolce, tritata
- 1 mela
- 1 cucchiaio di olio di avocado
- Tonno da 6 once, in scatola
- 1/4 cipolla rossa, tritata
- 1 cucchiaino di aceto
- 1 cucchiaino di olio d'oliva
- 1/4 cucchiaino semi di sesamo

Indicazioni:

1. Mettere la patata dolce tritata nella friggitrice ad aria.
2. Cospargerlo con l'aceto e la cipolla tritata rossa.
3. Aggiungere l'olio d'oliva e scuoterlo delicatamente.
4. Cuocere le verdure per 8 minuti a 400 F.
5. Dopo questo, mescolare le verdure e raffreddarle poco.
6. Tritare la mela e posizionare nella ciotola.
7. Aggiungere tonno in scatola e semi di sesamo.
8. Dopo questo, aggiungere olio di avocado e verdure cotte.
9. Mescolare l'insalata con attenzione e servire!

Nutrizione: Calorie 305, Grassi 10.6, Fibra 5.2,Carboidrati 29, Proteine 24.3

38. BISCOTTI ALLA BANANA PER LA COLAZIONE

Tempo di cottura: 20 minuti

Porzioni: 6

Ingredienti:

- 3 banane mature
- 1 cucchiaino di estratto di vaniglia
- 1/3 tazza di olio d'oliva
- 1 tazza datteri, snocciolato e tritato
- 2 tazze di avena arrotolata

Indicazioni:

1. Preriscaldare la friggitrice d'aria a 350° Fahrenheit. In una ciotola, schiacciare le banane e aggiungere il resto degli ingredienti e mescolare bene.

2. Lasciare riposare gli ingredienti in frigo per 10 minuti. Taglia un po 'di carta pergamena per adattarla al cesto della friggitrice ad aria.

3. Lascia cadere il cucchiaino di miscela su carta pergamena, assicurandoti di non sovrapporre i biscotti.

4. Cuocere i biscotti per 20 minuti e servire con del latte di mandorla.

Nutrizione: Calorie: 224, Grassi Totali: 7,3g, Carboidrati: 6,2g, Proteine: 6,5g

39.   PALLE DI SPINACI

Tempo di cottura: 20 minuti

Porzioni: 4

ingredienti:

- 1 carota, sbucciata e grattugiata
- 2 fette di pane, tostate e trasformate in pangrattato
- 1 cucchiaio di farina di mais
- 1 cucchiaio di lievito alimentare
- 1/2 cucchiaino di aglio tritato
- 1 uovo, sbattuto
- 1/2 cucchiaino di aglio in polvere
- 1/2 cipolla tritata
- 1 confezione di spinaci freschi, sbollentati e tritati

Indicazioni:

1. Frullare gli ingredienti in una ciotola, ad eccezione delle pangrattato. Fare piccole palline con la miscela e arrotolarle sulle briciole di pane.

2. Mettere le palline di spinaci nella friggitrice ad aria a 390 ° Fahrenheit per un tempo di cottura di 10 minuti. Servire caldo.

Nutrizione: Calorie: 262, Grassi Totali: 11,2g, Carboidrati: 7,4g, Proteine: 7,8g

40.   Colazione proteica pisello

Tempo di cottura: 15 minuti

Porzioni: 4

Ingredienti:

- 1 tazza di farina di mandorle
- 1 cucchiaino di lievito in polvere
- 3eggs
- 1 tazza mozzarella, triturata
- 1/2 tazza strisce di pollo o tacchino
- 3 cucchiai di proteine pea

- 1 tazza di crema di formaggio
- 1 tazza di latte di mandorla

Indicazioni:

1. Preriscaldare la friggitrice ad aria a 390° Fahrenheit. Mescolare tutti gli ingredienti nella ciotola e mescolare con cucchiaio di legno. Riempire le tazze di muffin con miscela 3⁄4 piena e cuocere per 15 minuti e gustare!

Nutrizione: Calorie: 256, Grasso Totale: 12.2g, Carboidrati: 11.3g, Proteine: 17.2g

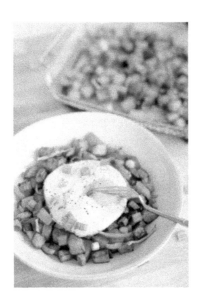

41. Barrette di ciliegie e mandorle per la colazione

Tempo di cottura: 17 minuti

Porzioni: 8

Ingredienti:

- 2 tazze di avena vecchio stile
- 1/2 tazza di quinoa, cotta
- 1/2 tazza semi di chia
- Prugne da 1/2 tazza, puree
- 1/4 cucchiaino di sale
- 2 cucchiaini di Stevia liquida
- 3/4 tazza burro di mandorle
- 1/2 tazza ciliegie secche, tritate
- 1/2 tazza mandorle, affettate

Indicazioni:

1. Preriscaldare la friggitrice a 375 ° Fahrenheit.
2. In una grande ciotola aggiungere quinoa, semi di chia, avena, ciliegie, mandorle.
3. In una casseruola a fuoco medio sciogliere burro di mandorle, Stevia liquida e olio di cocco per 2 minuti e mescolare per unire.
4. Aggiungere sale e prugne e mescolare bene.
5. Versare nella teglia che si adatta all'interno della friggitrice ad aria e cuocere per 15 minuti.
6. Lasciare raffreddare per un'ora una volta completato il tempo di cottura, quindi affettare le barre e servire.

Nutrizione: Calorie: 264, Grassi Totali: 12,5g, Carboidrati: 10,6g, Proteine: 6,8g

42.   Colazione Salmon & Carrot Mix

Tempo di cottura: 15 minuti

Porzioni: 2

Ingredienti:

- 1 libbre di salmone, tritato
- 2 tazze feta, sbriciolato
- 4 fette di pane
- 3 cucchiai di cipolla rossa sottaceto
- 2 cetrioli, affettati
- 1 carota, triturata

Indicazioni:

1. Aggiungere salmone e feta in una ciotola.
2. Aggiungere carota, cipolla rossa e cetriolo e mescolare bene.
3. In un vassoio sicuro per il forno fare uno strato di pane e poi versare il mix di salmone su di esso.
4. Cuocere nella friggitrice ad aria compressa a 300 anni Fahrenheit
5. per 15 minuti.

Nutrizione: Calorie: 226, Grassi Totali: 10,2g, Carboidrati: 7,3g, Proteine: 14,6g

43. Prosciutto, Pancetta, Uova & Formaggio

Tempo di cottura: 10 minuti

Porzioni: 4

Ingredienti:

- 4eggs
- 1/3 tazza prosciutto, cotto e tritato a piccoli pezzi
- 1/3 tazza pancetta, cotta, tritata a pezzetti
- 1/3 tazza formaggio cheddar, triturato

Indicazioni:

1. In una ciotola di medie dimensioni sbattere le uova, aggiungere il prosciutto, la pancetta e il formaggio e mescolare fino a quando non sono ben combinati.

2. Aggiungere alla teglia spruzzata con spray da cucina.

3. Preriscaldare la friggitrice ad aria a 300fahrenheit

4. e un tempo di cottura di 10 minuti.

5. Mettere la padella nella friggitrice ad aria, quindi rimuovere quando il tempo di cottura è completato e servire caldo.

Nutrizione: Calorie: 223, Grassi Totali: 9,4g, Carboidrati: 9,2g, Proteine: 13,3g

44.   Granola d'avena arrotolata di pecan

Tempo di cottura: 5 minuti

Porzioni: 6

Ingredienti:

- 1 1/2 tazze di avena arrotolata
- 1/2 tazza noci pecan, tritate grossolanamente
- Trattino di sale
- Uvetta da 1/2 tazza
- 1/2 tazza semi di girasole
- 2 cucchiai di burro, fuso
- 2 cucchiaini di Stevia liquida

Indicazioni:

1. In una ciotola, unire avena, semi, noci pecan e un pizzico di sale e mescolare bene.

2. In una piccola ciotola mescolare il burro con Stevia, quindi aggiungere alla miscela di avena. Spruzzare l'interno della teglia con spray da cucina e aggiungere nella miscela di avena.

3. Impostare la friggitrice ad aria su 350Fahrenheit per 5 minuti.

4. Mescolare a metà strada. Togliere dalla friggitrice d'aria e versare nella ciotola per raffreddare.

5. Aggiungere i semi di girasole e l'uvetta e mescolare.

6. Mangiare immediatamente o conservare in un contenitore ermetico.

Nutrizione: Calorie: 221, Grassi Totali: 9,3g, Carboidrati: 7,2g, Proteine: 11,3g

45.   FRITTATA DI ASPARAGI

Tempo di cottura: 8 minuti

Porzioni: 2

Ingredienti:

- 3eggs
- 5 punte di asparagi al vapore
- 2 cucchiai di latte caldo
- 1 cucchiaio di parmigiano grattugiato
- Sale e pepe a piacere
- Spray da cucina antiaderente

Indicazioni:

1. Mescolare in una grande ciotola, uova, formaggio, latte, sale e pepe, quindi frullarli.
2. Spruzzare una teglia con spray da cucina antiaderente.
3. Versare il composto di uova in padella e aggiungere gli asparagi, quindi posizionare la padella all'interno del cesto da forno. Impostare la friggitrice ad aria a 320 Fahrenheit per 8 minuti.
4. Servire caldo.

Nutrizione: Calorie: 231, Grasso Totale: 9,2g, Carboidrati: 8g, Proteine: 12,2g

46.   UOVA AL FORNO AD ARIA

Tempo di cottura: 8 minuti

Porzioni: 4

Ingredienti:

- 1 libbre di spinaci, tritati
- 7 once di prosciutto a fette
- 4eggs
- 1 cucchiaio di olio d'oliva
- 4 cucchiai di latte
- Sale e pepe a piacere

Direzioni:

1. Preriscaldare la friggitrice d'aria a 300fahrenheit

2. per un tempo di cottura di 10 minuti.

3. Imburrare l'interno di 4 ramekins.

4. In ogni ramekin, posizionare gli spinaci sul fondo, un uovo, 1 cucchiaio di latte, sale e pepe.

5. Mettere i ramekins nel cesto della friggitrice ad aria e cuocere per 8 minuti.

Nutrizione: Calorie: 213, Grassi Totali: 9,2g, Carboidrati: 8,4g, Proteine: 13,2g

47. TORTA DI ZUCCA TOAST FRANCESE

Tempo di cottura: 20 minuti

Porzioni: 4

Ingredienti:

- 2 uova grandi e sbattute
- 4 fette di pane vorticoso alla cannella
- 1/4 tazza di latte
- 1/4 tazza di purea di zucca
- 1/4 cucchiaino di spezie di zucca
- 1/4 tazza burro

Indicazioni:

1. In una grande ciotola mescolare latte, uova, purea di zucca e spezie di torta.
2. Sbattere fino a quando la miscela è liscia.
3. Nella miscela di uova immergere il pane su entrambi i lati.
4. Posizionare il rack all'interno del cesto di cottura della friggitrice ad aria. Mettere 2 fette di pane su rack. Impostare la temperatura su 340 °Fahrenheit per 10 minuti.
5. Servire toast alla torta di zucca con burro.

Nutrizione: Calorie: 212, Grassi Totali: 8,2g, Carboidrati: 7g, Proteine: 11,3g

48.   AIR FRYER UOVO STRAPAZZATO

Tempo di cottura: 10 minuti

Porzioni: 2

Ingredienti:

- 2 uova
- 1 pomodoro, tritato
- Trattino di sale
- 1 cucchiaino di burro
- 1/4 tazza crema

Indicazioni:

1. In una ciotola, sbattere le uova, il sale e la panna fino a quando non è soffice.
2. Preriscaldare la friggitrice ad aria a 300fahrenheit. Aggiungere il burro alla teglia e mettere in friggitrice d'aria preriscaldata.
3. Una volta sciolto il burro, aggiungere la miscela di uova alla teglia e al pomodoro, quindi cuocere per 10 minuti.
4. Sbattere le uova fino a quando soffice, quindi servire caldo.

Nutrizione: Calorie: 105, Grassi Totali: 8g, Carboidrati: 2.3g, Proteine: 6.4g

49.   Uova strapazzate Bacon & Cheddar

Tempo di cottura: 10 minuti

Porzioni: 4

Ingredienti:

- 1⁄4 cucchiaino di cipolla in polvere
- 4 uova, sbattute
- Pancetta a 3 once, cotta, tritata
- 1⁄2 tazza formaggio cheddar, grattugiato

- 3 cucchiai di yogurt greco
- 1⁄4 cucchiaino di aglio in polvere
- Sale e pepe a piacere

Direzioni:

1. Preriscaldare la friggitrice d'aria a 330fahrenheit.

2. Sbattere le uova in una ciotola, aggiungere sale e pepe a piacere insieme a yogurt, aglio in polvere, cipolla in polvere, formaggio e pancetta, mescolare.

3. Aggiungere la miscela di uova in una teglia a prova di forno.

4. Mettere in friggitrice d'aria e cuocere per 10 minuti. Strapazza le uova e servi caldo.

Nutrizione: Calorie: 253, Grassi Totali: 12,2g, Carboidrati: 11,6g, Proteine: 15,2g

50. TAZZE DI PANE AL FORMAGGIO PER LA COLAZIONE

Tempo di cottura: 15 minuti

Porzioni: 2

Ingredienti:

- 2eggs
- 2 cucchiai di formaggio cheddar, grattugiato
- Sale e pepe a piacere
- 1 fetta di prosciutto, tagliata in 2 pezzi
- 4 fette di pane, appiattite con mattarello

Indicazioni:

1. Spruzzare l'interno di 2 ramekins con spray da cucina.

2. Mettere 2 pezzi piatti di pane in ogni ramekin.

3. Aggiungere i pezzi di fetta di prosciutto in ogni ramekin.

4. Rompere un uovo in ogni ramekin, quindi cospargere di formaggio. Condire con sale e pepe.

5. Posizionare i ramekins in friggitrice ad aria

6. 300 °Fahrenheit per 15 minuti.

7. Servire caldo.

Nutrizione: Calorie: 162, Grassi Totali: 8g, Carboidrati: 10g, Proteine: 11g

conclusione

Spero che questo Air Fryer Cookbook ti aiuti a capire le dinamiche e i principi di questo rivoluzionario elettrodomestico da cucina, perché dovresti usarlo e come cambierà la tua visione sulla preparazione del cibo e sulla vita sana.

Il prossimo passo è entrare nel giusto stato d'animo e decidere che è il momento di farsi carico delle tue abitudini alimentari mettendo solo i migliori ingredienti biologici e di gamma gratuita nella tua Air Fryer.

Anche se non hai mai provato air fryer prima, posso prometterti una cosa, dopo i 30 giorni, ti prenderai a calci per non averlo scoperto prima.

Spero che sia stato in grado di ispirarti a ripulire la tua cucina da tutti gli elettrodomestici inutili che ingombro il tuo piano di lavoro e iniziare a mettere a buon uso l'Air Fryer.

Air Fryer è sicuramente un cambiamento nello stile di vita che renderà le cose molto più facili per te e la tua famiglia. Scoprirai un aumento dell'energia, una diminuzione della fame, un metabolismo potenziato e, naturalmente, molto più tempo libero!

Ti incoraggio a condividere queste ricette con la famiglia e gli amici, raccontare loro questo libro e far loro sapere che instant pot può essere il miglior investimento che si possa fare.

Sarebbe molto apprezzato!

Buona friggere l'aria!

Lightning Source UK Ltd.
Milton Keynes UK
UKHW020635100621
385271UK00011B/752